CONTRIBUTION A L'ÉTUDE

de l'Action thérapeutique

du

Bicarbonate de Soude

sur la Cellule hépatique

PAR

Le Dr H. MAUBAN

ANCIEN INTERNE DES HÔPITAUX DE PARIS
MÉDECIN CONSULTANT A VICHY

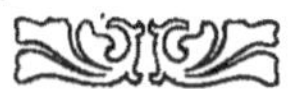

PARIS

G. STEINHEIL, ÉDITEUR

2, RUE CASIMIR-DELAVIGNE, 2

1909

CONTRIBUTION A L'ÉTUDE

de l'Action thérapeutique

du

Bicarbonate de Soude

sur la Cellule hépatique

PAR

Le Dr H. MAUBAN

ANCIEN INTERNE DES HÔPITAUX DE PARIS
MÉDECIN CONSULTANT A VICHY

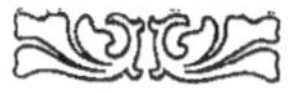

PARIS

G. STEINHEIL, ÉDITEUR

2, RUE CASIMIR-DELAVIGNE, 2

—

1909

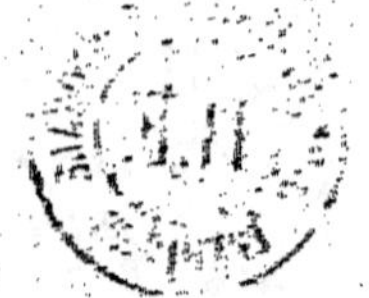

CONTRIBUTION A L'ÉTUDE

de l'action thérapeutique du bicarbonate de soude

sur la cellule hépatique

———

Pour rechercher l'action d'une substance thérapeutique sur un organe déterminé, il est nécessaire avant toutes choses, avant de songer à atténuer ou à guérir un état pathologique reconnu et pouvant être attribué à l'insuffisance ou à l'hyperfonctionnement de cet organe, de s'assurer au préalable des modifications fonctionnelles que cette substance est capable de produire à l'état physiologique. Par conséquent, pour chercher l'action du bicarbonate de soude dans les maladies du foie il est indispensable de connaître son effet sur la cellule hépatique normale.

Une telle étude pour être complète devrait envisager toute la physiologie du foie et, pour ne citer que les plus importantes des fonctions de cet organe, devrait s'assurer des modifications survenues dans la fonction hématopoiétique, la fonction glycogénique, la fonction uropoiétique, la fonction antitoxique, et rendre un compte bien exact du changement produit par la substance en question sur la quantité de bile excrétée et sa composition chimique.

Entreprendre une étude semblable sur tant de sujets différents, en comparant successivement l'état normal et l'état physiologique, en scrutant exactement l'action du médicament sur la cellule hépatique saine, puis sur la cellule amoindrie ou hypertrophiée, eût demandé un temps relativement trop considérable pour le résultat pratique que nous étions en droit d'en attendre ; aussi nous sommes-nous borné à envisager seulement certains côtés du problème.

Ce sont ces points de détails que nous voulons mettre aujourd'hui en lumière, car nos recherches n'ont porté tout particulièrement que sur la fonction uropoiétique et sur la fonction glycogénique du foie.

*
* *

Pour la fonction uropoiétique la chose est, somme toute, assez simple et l'on peut tirer des déductions d'une grande importance déjà de la constatation du rapport azoturique. En effet la quantité d'urée fabriquée par la cellule hépatique et retrouvée dans l'urine peut varier dans de notables proportions ; car si elle se rapproche de la totalité de l'azote excrété dans l'état normal, elle diminue au contraire considérablement lorsque le foie est malade ou insuffisant dans sa fonction. En recherchant par conséquent le rapport entre l'azote total de l'urine et l'azote de l'urée excrétée, en déterminant en un mot le rapport azoturique, on peut conclure à l'activité ou inversement à la paresse de la cellule hépatique pour cette fonction uropoiétique.

Cependant comme il est indéniable que divers facteurs même non pathologiques peuvent influencer l'utilisation en urée de l'azote urinaire (1), il est indispensable de ne chercher de déductions expérimentales qu'après s'être assuré que les conditions physiologiques de régime alimentaire et de travail physique, pour ne citer que les plus importantes, sont restées les mêmes pour le sujet en observation.

Il est non moins important encore, pour être en droit de conclure, de s'assurer d'une bonne technique pour doser et

(1) Ed. Marchoisne, Contribution à la détermination du rapport azoturique. *Soc. de Biologie*, 23 juillet 1904.

Dehon, Sur la détermination du coefficient azoturique. *Journal de physiol. et de pathol. générale*, 15 mai 1905.

l'azote total et l'azote de l'urée. Malgré leur complication et le temps relativement considérable qu'ils demandent pour leur mise en œuvre, nous pensons cependant que les procédés chimiques seuls sont capables de donner avec certitude les résultats demandés.

Le dosage de l'azote total de l'urine doit se faire par le procédé de Kjeldahl, basé sur la transformation en sulfate d'ammoniaque des corps azotés organiques quand on les chauffe avec de l'acide sulfurique concentré (1). Quant au dosage de l'urée, pour éviter les procédés physiques ou volumétriques dont l'exactitude n'est pas rigoureuse (2), il faut pour le pratiquer avoir recours au procédé de Folin par l'hydrolyse de l'urée avec le chlorure de magnésium cristallisé (3).

C'est avec cette double technique que nous avons entrepris nos recherches sur les modifications de l'action uropoiétique du foie sous l'influence du bicarbonate de soude, et voici comment nous avons cru pouvoir procéder :

Nous avons d'abord recherché cette modification chez le sujet sain, en déterminant aussi exactement que possible la valeur du régime alimentaire et les conditions physiologiques du premier examen d'épreuve. Quant au deuxième examen, il était pratiqué 8 jours plus tard après une absorption quotidienne de 5 grammes de bicarbonate de soude, mais en nous assurant que le régime alimentaire et les conditions physiologiques de travail étaient restées dans les deux derniers jours avant le second examen identiquement semblables à celles du premier.

Quatre examens ont ainsi été pratiqués ; dans deux cas le

(1) Guiart et Grimbert, *Diagnostic chimique, microscopique et parasitologique*, 1908, p. 830.

(2) Ingelrans et Dehon, Recherches sur la valeur clinique de quelques signes urinaires considérés comme révélateurs de l'insuffisance hépatique. *Archives de médecine expérimentale*, mars 1903.

(3) De Saint-Martin, Sur le dosage de l'urée par le procédé de Folin. *Société de Biologie*, 1905.

rapport azoturique s'est élevé de 85 à 90 p. 100 et de 83 à 89 p. 100 ; dans les deux autres le rapport initial étant d'emblée assez élevé, 90 p. 100, l'augmentation proportionnelle de l'azote de l'urée n'a pas été manifeste.

Nous avons alors songé à appliquer cette même recherche aux cas pathologiques et nous avons choisi particulièrement ceux des malades dont le foie pouvait nous sembler en état d'hypofonctionnement passager ou d'insuffisance manifeste : cirrhose atrophique, graisseuse, cardiaque, ictères, intoxications, cholémie familiale, cancer du foie, diabète arthritique, etc., c'est pourquoi il ne faut pas être étonné si

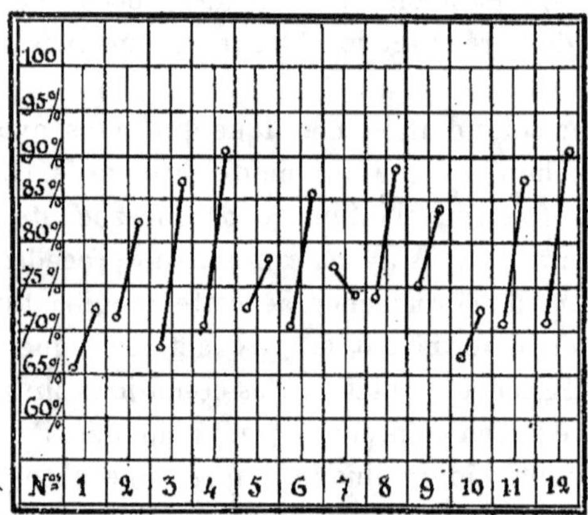

Graphique 1.

certains de nos chiffres de rapport azoturique sont particulièrement bas et notamment au-dessous de la normale.

Cependant dans tous les cas, sauf un seul, sous l'influence de l'administration du bicarbonate de soude pendant 10 à 15 jours à la dose de 5 à 10 grammes par jour, nous avons toujours observé un relèvement très manifeste du rapport azoturique, ainsi qu'en témoigne le graphique ci-contre (fig. 1) qui résume nos observations. Dans chaque colonne le premier chiffre indique le rapport azoturique trouvé au moment

du premier examen avant tout traitement par le bicarbonate
de soude ; le second chiffre donne le résultat obtenu après
10 à 15 jours de traitement alcalin.

Voici le diagnostic de chacun des 12 cas qué nous avons
examinés, avec l'indication de la modification survenue
dans le rapport azoturique après le traitement par le bicarbonate de soude.

Nº 1 Cirrhose atrophique :   Augmentation de 65,5 à 73,6 p. 100.
Nº 2 Cirrhose graisseuse :   —   72,3 à 83,9   —
Nº 3 Ictère catarrhal :   —   68   à 87,5   —
Nº 4 Diabète arthritique :   —   70,1 à 90   —
Nº 5 Cirrhose cardiaque :   —   73,4 à 77,6   —
Nº 6 Cholémie familiale :   —   70,1 à 85,6   —
Nº 7 Alcoolisme avec cirrhose au début : diminution de 77,2 à 74 p. 100.
Nº 8 Diabète :   Augmentation de 74,5 à 89,9   —
Nº 9 Cirrhose atrophique :   —   75,4 à 83,5   —
Nº 10 Cancer du foie :   —   67,2 à 72,2   —
Nº 11 Insuffisance hépatique chronique :   —   71   à 87,3   —
Nº 12 Intoxication phosphorée légère :   —   71,5 à 90   —

Comme il est facile de s'en rendre compte, l'augmentation
du coefficient azoturique a toujours été manifeste, et il
semble bien, puisque les conditions physiologiques de régime
alimentaire restaient les mêmes, et que les malades gardaient
le lit pendant la durée de l'épreuve, que l'augmentation en
question, témoignant d'une activité plus grande de la cellule hépatique puisse être attribuée à l'ingestion régulièrement poursuivie du bicarbonate de soude.

* *
*

Ce résultat nous paraissant acquis, nous avons songé alors
à la façon de mettre en évidence l'augmentation thérapeutique de la fonction glycogénique du foie. Notre but était le
suivant : chercher d'abord chez le sujet sain la limite d'utilisation hépatique du sucre alimentaire sans provoquer la glycosurie, puis, dans une seconde série d'investigations, en

procédant comme précédemment pour la fonction uropoiétique, chercher si l'absorption du bicarbonate de soude pouvait, en excitant la fonction glycogénique, permettre une
absorption plus considérable de glycose sans qu'il se manifeste de la glycosurie.

Nous avons pensé naturellement à utiliser pour cette
recherche l'épreuve de la glycosurie alimentaire, mais nous
n'avons pas pu l'employer telle qu'elle est pratiquée ordinaire-
ment, car, ainsi que nous le verrons dans un instant, elle ne
pouvait nous donner les résultats que nous étions en droit
d'en attendre :

D'ailleurs, l'épreuve de Colrat en elle-même n'a-t-elle pas
perdu depuis quelques années, en face des critiques soule-
vées sur son emploi, une partie de sa valeur séméiologique,
et pouvions-nous, sans risque d'objections, baser nos conclusions sur les seuls résultats qu'elle nous aurait donnés. Nous
résumons dans les lignes qui suivent, et à titre de simple
indication d'ailleurs, les diverses critiques qu'on a formulées
contre elle.

Cette épreuve décrite par Colrat en 1875 et d'abord
estimée comme la preuve absolue de l'insuffisance hépatique
ne devait pas tarder en effet à être battue en brèche et à
perdre pour certains auteurs une grande partie de sa valeur.
Valmont (1) d'abord, puis Bloch (2) les premiers, montrent
son inconstance dans les cirrhoses confirmées à l'autopsie ;
puis Linossier et Roques (3) en 1895, émettent des doutes sur
sa valeur séméiologique malgré le plaidoyer de Hanot (4).
Depuis, la glycosurie alimentaire fut tour à tour défendue et
décriée et nous ne pouvons que résumer ici brièvement les
opinions des deux partis. Rendu (5) en 1897 et 1898 remarque

(1) VALMONT, Thèse de Paris, 1879.
(2) BLOCH, *Zeitsch f. kl. Med.*, 1893, XXXII, 4-5.
(3) LINOSSIER et ROQUES, Contribut. à l'étude de la glycosurie alimentaire. *Arch. de méd. expérimentale*, 1er mars 1895.
(4) HANOT, *Congrès de Bordeaux*, 1895.
(5) RENDU, *Soc. médic. des hôp. de Paris*, 1897 et 1898.

encore son inconstance dans les cirrhoses, pendant qu'Achard et Castaigne (1) montrent quelles causes d'erreur, par vice d'absorption intestinale et d'élimination rénale, il faut éviter pour se servir des conclusions de l'épreuve ; puis Linossier en 1899 (2) revient à la charge et conclut plus positivement encore contre sa valeur diagnostique. Défendue en 1901 par Chauffard et en 1902 par Gilbert et Carnot, ceux-ci, tout en reconnaissant le bien-fondé de certaines critiques, voudraient lui voir conserver sa valeur clinique, « car sa supériorité sur les autres méthodes d'exploration de la fonction hépatique lui vient de son extrême simplicité et de ce que le rôle du foie est tellement prépondérant vis-à-vis du sucre que l'intervention de tous les autres phénomènes est en fait à peu près négligeable... (3) » Enfin, en 1902, Linossier combat encore l'épreuve de Colrat en s'appuyant sur de nouveaux faits (4). Comme on le voit, l'accord est loin de se faire, et nous ne pouvions avoir la prétention de prendre parti pour l'une ou l'autre opinion.

C'est alors que nous avons songé à utiliser pour nos recherches une méthode mixte, s'appuyant d'une part sur la glycosurie alimentaire, et d'autre part sur l'épreuve de Colrat. Ceci demande une explication : « La glycosurie peut être recherchée systématiquement quelques heures après l'absorption physiologique d'aliments variés (hydrates de carbone, graisses, albuminoïdes). Ce signe, qui doit garder le nom de glycosurie alimentaire, est très important et trop rarement recherché. On peut, d'autre part, provoquer la glycosurie par absorption d'une certaine dose de sucre ». Ceci c'est l'épreuve de Colrat.

(1) ACHARD et CASTAIGNE, *Archives générales de médecine,* 1898.

(2) LINOSSIER, Valeur clinique de l'épreuve de la glycosurie alimentaire. *Archives générales de médecine,* mai 1899.

(3) GILBERT et CARNOT, *les Fonctions hépatiques.* Paris, Naud, 1902, p. 251.

(4) LINOSSIER, De l'insuffisance hépatique. *VI° Congrès français de médecine.*

L'une ou l'autre de ces deux épreuves seule ne pouvait nous être d'une grande utilité pour le but que nous nous proposions, cependant nous avons pu nous en servir en les associant et en modifiant la technique habituelle. Ces deux épreuves ainsi combinées nous ont donné des résultats intéressants; nous les exposerons plus loin. Voici maintenant comment nous procédons : les deux épreuves doivent être faites successivement à quelques jours d'intervalle et c'est par comparaison entre les résultats obtenus que nous arrivons à déduire des conclusions pratiques. Il importe donc, pour qu'une comparaison puisse se faire, de s'assurer que les conditions physiologiques de vie et de travail resteront les mêmes pour chaque sujet pendant toute la durée des épreuves successives. Ces conditions physiologiques, en effet, devront être rigoureusement réglées.

Il faudra d'abord obtenir que le sujet suive un régime alimentaire absolument fixe avant et pendant l'épreuve. Suivant la commodité des circonstances, ce régime sera ou bien un régime lacté intégral, ou un régime lacto-ovo-végétarien, ou encore un régime normal, mais on aura soin que d'un jour à l'autre les aliments et les boissons de même nature soient pris aux mêmes heures et en quantités égales. Par exemple, pour un régime lacté intégral, on fera absorber le lait régulièrement toutes les deux heures par prises égales ; dans le régime lacté mitigé on ajoutera au lait régulièrement absorbé comme précédemment deux repas faits à midi et à 7 heures et composés d'un ou deux œufs et d'une quantité de légumes déterminés. Si le patient doit rester au régime normal, on règlera ce dernier de façon que les repas composés chaque jour des aliments de même valeur en quantité égale soient pris aux mêmes heures. On agira de même pour régler d'une façon superposable ou le repos au lit ou la station debout, et même dans certains cas un léger travail physique qui pourra être représenté par un temps déterminé de marche ou un trajet à parcourir qui devra rester le même pour chaque jour où sera fait un examen des urines.

Quand ces conditions physiologiques auront été réglées, on procédera à l'examen préliminaire des urines.

Celles-ci seront recueillies d'heure en d'heure dans 12 récipients depuis 7 heures du matin jusqu'à 7 heures du soir, et pour éviter toute fermentation qui pourrait troubler les résultats, chaque échantillon sera additionné d'une petite quantité de fluorure de sodium (0,25 à 0,50 environ). Chacune de ces urines devra être examinée de la façon que nous indiquerons plus loin, et le résultat obtenu sera inscrit sur une courbe spéciale dont nous donnons l'indication (fig. 2).

Dans cet examen préliminaire où l'épreuve de Colrat n'interviendra pas, on aura soin de faire absorber au patient, à 7 heures du matin, 150 grammes d'eau pure, dose de liquide qui interviendra dans l'épreuve suivante où de la glycose sera donnée (épreuve de Colrat), car ces 150 grammes d'eau seront nécessaires pour dissoudre le sucre et en permettre l'absorption. Les urines seront recueillies de la même façon le jour où le sucre aura été absorbé, de sorte que les conditions physiologiques étant aussi rigoureusement semblables que possible, il sera aisé d'établir une comparaison entre les résultats obtenus au cours de ccs deux épreuves dissemblables : l'une sans absorption de sucre (glycosurie alimentaire), l'autre avec absorption de sucre (épreuve de Colrat).

Tous ces détails ont leur importance à cause de la technique à employer sur les détails de laquelle nous allons maintenant nous étendre.

L'instrumentation nécessaire est très simple, et se réduit à quelques tubes à essai un peu larges et assez longs, une lampe à alcool ou un bec Bunsen, un compte-gouttes étalon (celui de Duclaux à ampoule et à trait de jauge pour 5 centimètres cubes nous a semblé préférable aux autres) et une pipette graduée à deux traits d'un centimètre cube. Les réactifs seront : de la liqueur de Fehling exactement titrée, du ferrocyanure de potassium pur cristallisé et enfin ce qui sera nécessaire pour déféquer l'urine.

Pour la défécation, nous avons donné la préférence au sous-acétate de plomb. Le nitrate acide de mercure pourrait être aussi employé et donnerait des résultats rigoureusement exacts, mais son emploi exigerait pour des échantillons nombreux de trop longues manipulations.

Voici maintenant comment nous conseillons d'opérer :

Il faut d'abord déféquer chaque échantillon horaire d'urine. Ceci fait, on met dans un tube à essai 1 centimètre cube de liqueur de Fehling titrée et, après l'avoir étendu d'environ 2 centimètres cubes d'eau, on y ajoute quelques cristaux de ferrocyanure de potassium, qui auront pour effet de dissoudre le précipité d'oxyde cuivreux dès sa formation et de laisser au liquide sa teinte bleue pure, puis l'on porte à l'ébullition. Prenant ensuite dans le compte-gouttes étalon une certaine

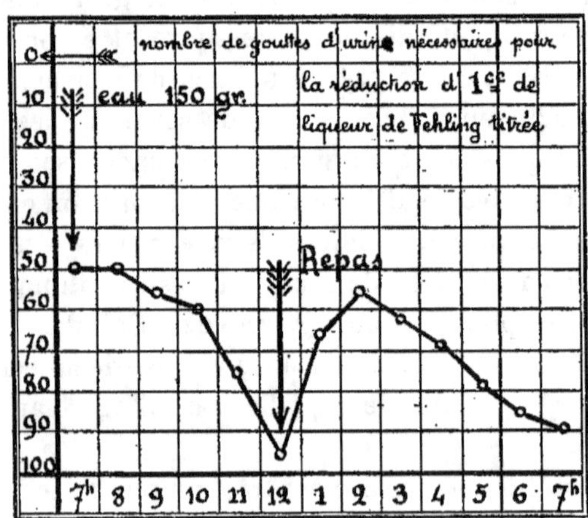

Graphique 2.

quantité de l'urine déféquée, on la verse lentement dans le liquide bouillant en comptant les gouttes qui s'échappent, et en ayant soin d'assurer de temps à autre un bon mélange en faisant bouillir à nouveau. Il faut s'arrêter aussitôt que la teinte bleue disparaît définitivement, et on s'en assure en plaçant le tube verticalement sur un fond blanc (une feuille de papier par exemple), et en regardant dans l'axe du tube. On note alors le nombre de gouttes qui ont été nécessaires pour amener la décoloration complète. La même technique doit être répétée pour chaque échantillon, et l'on obtient ainsi 12 résultats qui diffèrent sensiblement les uns des autres, et qui peuvent s'inscrire sous forme de courbe (fig. 2).

En effet, pour chaque échantillon examiné la décoloration de la liqueur de Fehling exigera un nombre variable de gouttes d'urine. Dans une urine un peu concentrée comme celle du

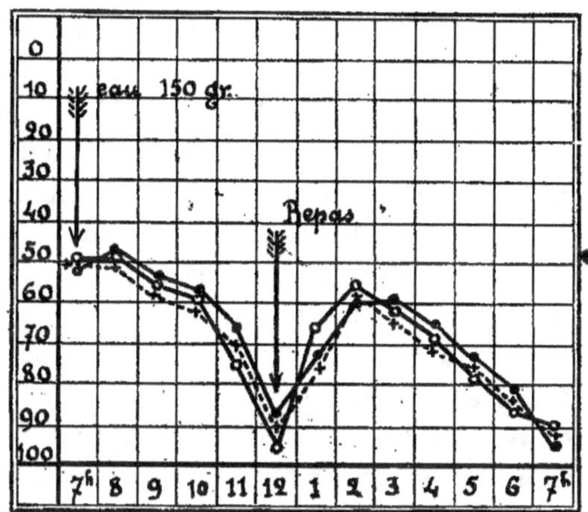

Graphique 3.

matin à jeun, ou celle qui suit immédiatement les repas, la décoloration sera rapide avec relativement peu d'urine ; elle sera au contraire beaucoup plus difficile à obtenir avec les urines abondantes des autres émissions de la journée. On verra donc d'heure en heure le nombre des gouttes d'urine utilisées pour décolorer la liqueur de Fehling augmenter ou diminuer progressivement, et osciller entre des limites qui d'un jour à l'autre resteront très sensiblement les mêmes pour un même sujet (fig. 3).

En effet, nous avons pu nous assurer que chez un même individu les mêmes conditions physiologiques de vie et d'alimentation donnaient un même résultat au point de vue de la réduction horaire de la liqueur de Fehling (fig. 3). Ceci nous permet donc de conclure à la possibilité d'une comparaison entre deux examens d'urine dont le premier, ou examen préliminaire, aura été pratiqué sans absorption de sucre et le second avec une certaine quantité de glycose.

Cette seconde épreuve se fera d'une façon identique à la première, sauf que l'on donnera le matin à jeun, à 7 heures, 100 grammes de glycose anhydre chimiquement pure dans 150 grammes d'eau. Cette dose peut paraître faible, nous lui trouvons cependant l'avantage d'être moins difficile à absorber et de provoquer moins de dégoût et de nausées, voire même de vomissements (ce qui est le plus à redouter) que les doses de 150 ou 200 grammes que l'on emploie le plus souvent. D'ailleurs, dans les examens que nous avons pratiqués, elle s'est régulièrement montrée largement suffisante. En effet, nous avons toujours trouvé des différences même assez nettes entre les résultats obtenus de cette façon au cours des deux épreuves successives : la première servant de témoin, la seconde décelant le passage dans l'urine d'une quantité très faible de glycose, mais largement suffisante pour donner un résultat positif, bien que, dans la plupart des cas que nous avons observés, la glycosurie n'ait pas dépassé le taux de 50 centigrammes au litre.

Il est à remarquer que de telles épreuves, pratiquées dans les conditions habituelles, n'auraient donné que des résultats négatifs et par conséquent sans aucun intérêt, puisque l'élimination de la glycose aurait été inaperçue (une urine contenant moins de 1 gramme de sucre par litre ne donne avec la liqueur de Fehling qu'une réaction incertaine) tandis qu'avec le procédé que nous conseillons nous pouvons; étant donnée

la différence entre les deux courbes de résultats, tirer une
conclusion tout au moins de l'augmentation dans une propor-
tion sensible de la réduction de la liqueur de Fehling après
l'épreuve de Colrat.

Donc pour nous rendre compte de l'action du bicarbonate
de soude sur la fonction glycogénique, notre tâche devenait
aisée. Il devenait en effet bien facile de soumettre nos sujets
au régime alcalin pendant une huitaine ou une dizaine de
jours, puis en reproduisant les mêmes conditions alimentaires,
de répéter une seconde fois l'épreuve de Colrat. Qu'une différence notable survînt entre ces épreuves comparables et
nous avions la preuve d'une augmentation, d'une excitation
de cette fonction hépatique. Les faits que nous avons observés, tant sur des sujets normaux que sur des malades, sont
venus confirmer notre hypothèse et nous pouvons conclure

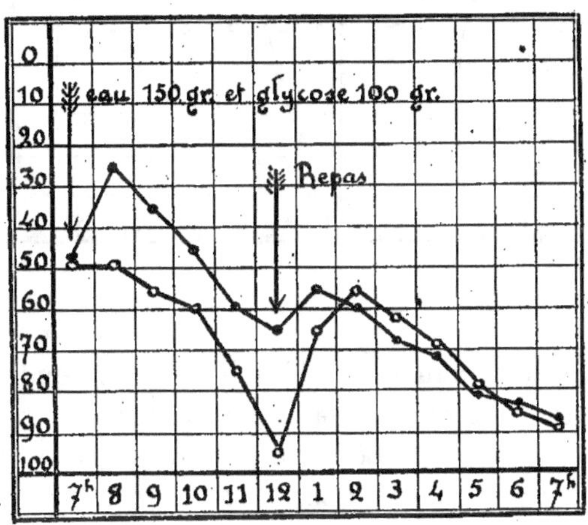

Graphique 4.

d'après nos observations que le bicarbonate de soude a une
action manifeste sur la glycogénie hépatique.

Voici par exemple un sujet normal auquel nous faisons
subir une épreuve préliminaire (fig. 2), cette épreuve est même
répétée trois fois de suite dans les mêmes conditions phy-

siologiques pour nous assurer de l'authenticité du résultat obtenu (fig. 3). Ceci fait, nous procédons à l'épreuve de Colrat avec absorption de glycose, et en superposant les résultats obtenus nous constatons que les deux graphiques s'écartent sensiblement l'un de l'autre jusqu'à la deuxième heure qui suit le repas de midi pour se confondre ensuite jusqu'à 7 heures du soir (fig. 4).

Ce même sujet, après s'être astreint à une absorption quo-

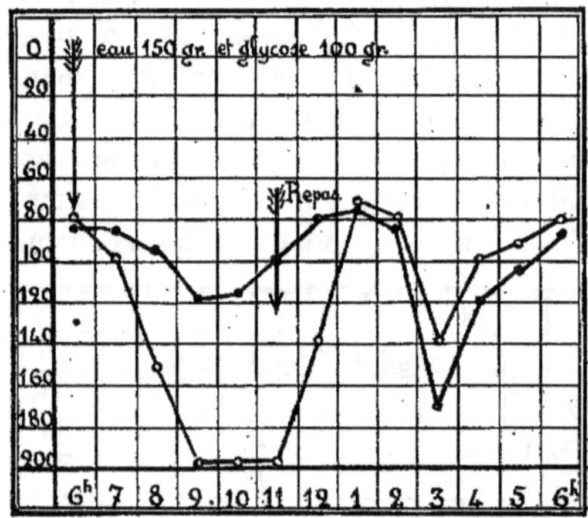

Graphique 5.

tidienne de 10 grammes de bicarbonate de soude pendant une semaine, recommence la même épreuve de Colrat avec 100 grammes de sucre et nous examinons ses urines de la même manière ; mais en superposant ce troisième graphique aux deux précédents, nous constatons qu'il est pendant les sept premières heures intermédiaire entre les deux graphiques précédemment inscrits (fig. 6). Si par conséquent nous admettons que le premier graphique représente l'élimination urinaire d'un sujet normal sans glycosurie et le second une élimination très faible mais bien nette de sucre, le troisième, celui qui nous intéresse en ce moment, se rapprochant du premier, c'est-à-dire de la normale, indique une élimination

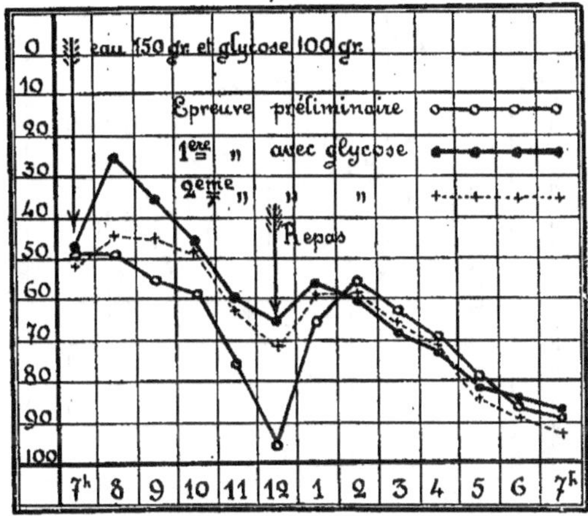

Graphique 6.

sucrée beaucoup moins considérable et par conséquent un

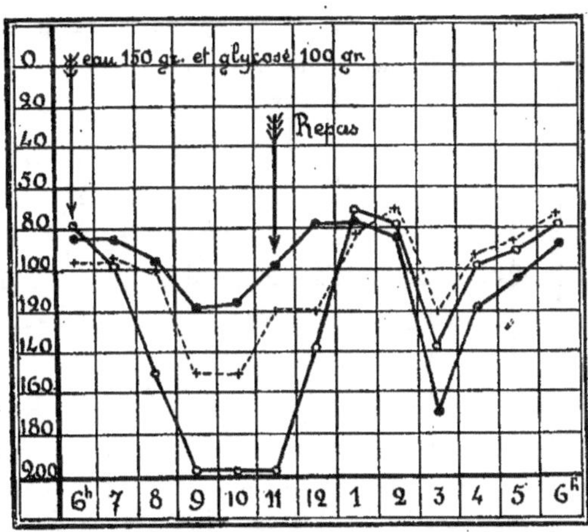

Graphique 7.

progrès, une amélioration notable dans la fonction glycoso-
fixatrice, c'est ce que nous cherchions à démontrer. Les

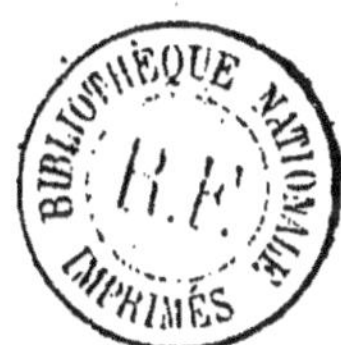

figures 5 et 7 représentent la même épreuve sur un second

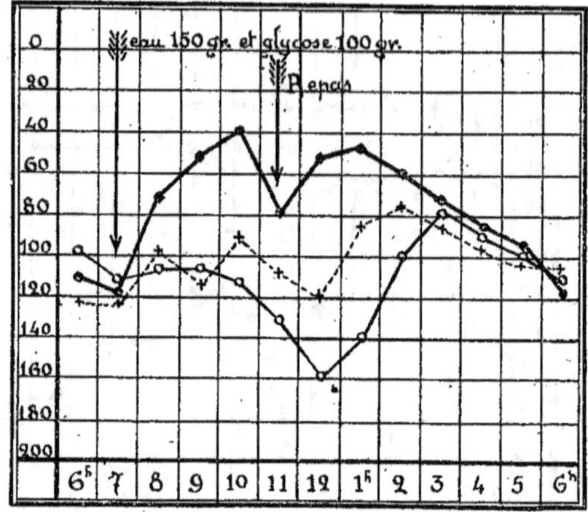

Graphique 8.

sujet normal, et les figures 8, 9, 10 et 11, sont les graphiques

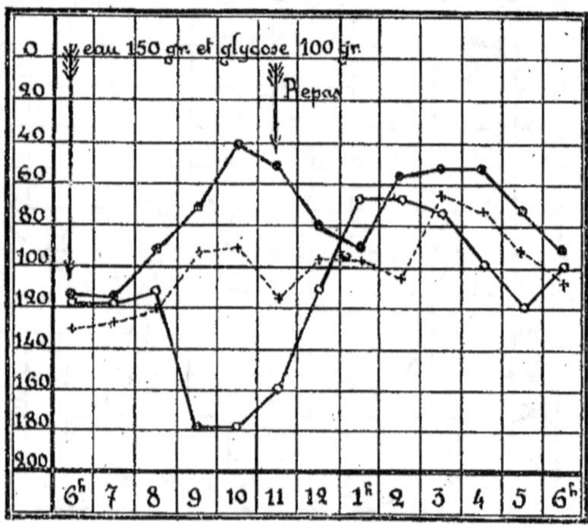

Graphique 9.

des résultats obtenus chez des malades en état d'insuffisance hépatique probable.

Dans ces différents tracés on remarquera que l'orientation

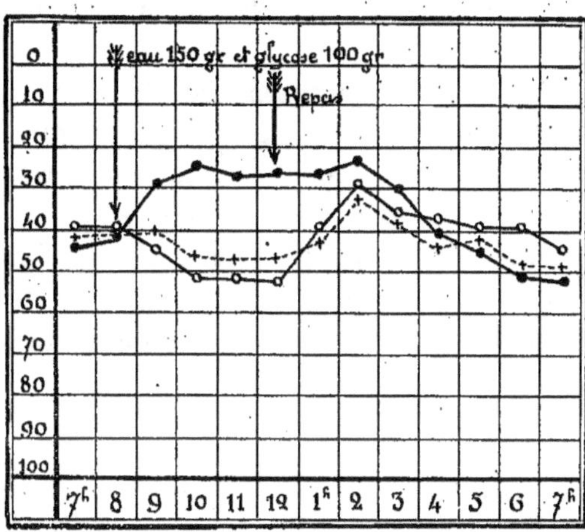

Graphique 10.

des lignes est presque parallèle suivant les heures d'émission

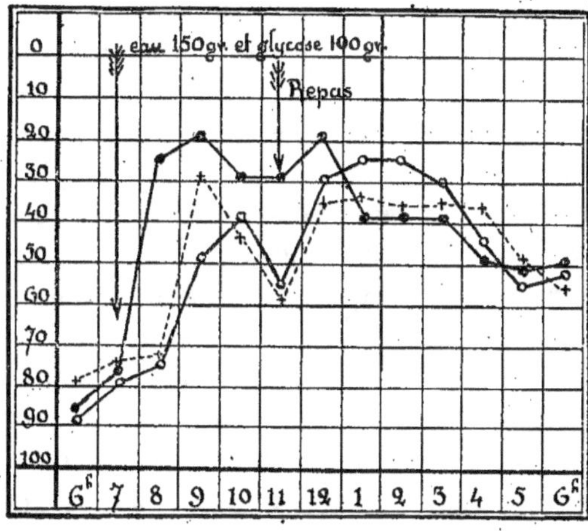

Graphique 11.

de l'urine. Les trois courbes sont bien superposables et comparables entre elles, bien qu'elles divergent à certaines heures, et cependant la glycosurie dans chacune d'elles n'a jamais dépassé les limites de la sensibilité habituelle de la liqueur de Fehling.

Ce procédé nous a donc permis de conclure à un résultat acquis, alors que la technique employée le plus souvent ne nous aurait donné que des indications négatives, ou bien nous aurait obligé à employer des doses de sucre beaucoup plus considérables pour provoquer une glycosurie nette dans l'épreuve de Colrat, et peut-être une glycosurie plus faible dans la dernière épreuve après la cure bicarbonatée.

*
* *

Bien que très imparfaits et forcément incomplets, ces résultats, qui nous permettaient de conclure à une action thérapeutique indéniable du bicarbonate de soude, nous avaient frappé par le fait suivant facile à contrôler sur nos graphiques ; en effet, presque invariablement soit après l'épreuve de Colrat, soit même encore sans que celle-ci soit intervenue comme par exemple après l'épreuve préliminaire sans absorption de glycose, la réduction de la liqueur de Fehling se montre toujours maxima environ deux heures après le principal repas. Nous avons donc cherché à en démêler la raison; mais la chose ne va pas sans quelque difficulté d'interprétation.

Que le repas de midi par exemple, en imposant au foie, au moment de la digestion, un travail supplémentaire, ait été la cause d'une élimination de sucre urinaire, élimination tardive suivant l'épreuve de Colrat pratiquée le matin même, rien ne nous semblait extraordinaire dans cette constatation, mais nous ne pouvions trouver de raison plausible pouvant expliquer cette élimination sucrée indiquée par une réduction plus franche de la liqueur de Fehling survenant après un repas normal chez un sujet normal, comme nous le constations presque invariablement lors de la première épreuve d'essai qui toujours était pratiquée sans absorption de sucre.

Nous résolûmes alors, pour nous rendre compte de quelle façon le foie s'acquittait de cette fonction glycoso-fixatrice au moment des repas, de recommencer certaines de nos analyses chez des sujets normaux, mais en prenant comme base de comparaison non pas la plus ou moins grande facilité de réduction de la liqueur de Fehling suivant les échantillons horaires de l'urine (ce que nous avions fait précédemment), mais en calculant ce que cette réduction variable pouvait représenter de centigrammes de substance réductrice.

Nous avons donc recueilli chez des sujets normaux toute l'urine émise d'heure en heure en notant exactement le volume observé pour chaque échantillon. En rapportant ensuite à ce volume le taux de réduction de la liqueur de Fehling titrée, comme nous l'avions fait précédemment, nous devions obtenir, au moment où l'urine se montrait nettement réductrice, un chiffre représentant le nombre de milligrammes ou de centigrammes de substance sucrée émise par le sujet en observation.

Chez des sujets absolument normaux nous avons donc recueilli d'heure en heure et analysé de cette façon les urines des douze heures du jour, de 7 heures du matin à 7 heures du soir, en prenant la seule précaution de faire absorber à midi un repas légèrement chargé en aliments hydro-carbonés (pain et féculents). Or, chez tous ces sujets dont nous avons examiné les urines, nous avons retrouvé invariablement un ou deux échantillons (ceux qui suivaient le repas de midi) qui, réduisant nettement la liqueur de Fehling, donnaient un taux de réduction de 0,50 à 1 gramme au litre ou même davantage, mais qui rapportés au volume de l'urine émise dans l'heure (ce volume ne dépassait guère 20 à 30 centimètres cubes après les repas) n'accusaient que quelques milligrammes de substance sucrée.

Il devenait dès lors rationnel de rapprocher cette constatation de faits connus et déjà étudiés ; nous voulons parler du rythme de l'élimination urinaire du sucre chez les diabétiques, et du rapport qui existe entre l'émission du glycose et la digestion.

En effet, depuis une dizaine d'années déjà, le professeur Gilbert et ses élèves mettent en pratique pour l'examen des urines des diabétiques une méthode qui consiste à fractionner les émissions et à analyser séparément les échantillons ainsi prélevés.

Cette méthode a été décrite pour la première fois par Gilbert et Weil en 1899 et a fait l'objet d'un article paru dans la presse médicale (1).

Depuis, Gilbert et Lereboullet ont repris cette étude et ont arrêté la technique dont voici les détails : les urines sont recueillies toutes les quatre heures, sauf pendant la nuit où l'intervalle, pour plus de facilité, est de 8 heures entre minuit et 8 heures du matin. Le premier déjeuner est supprimé et deux repas seulement sont autorisés : l'un à midi, l'autre à 7 heures du soir. Il est enfin recommandé aux malades de ne rien manger et de ne rien boire en dehors des deux repas fixes.

On se trouve donc en possession de cinq échantillons d'urine émise soit après les repas pendant la digestion, soit avant les repas et loin de celle-ci, et il devient facile de constater dans certains cas un rythme tout particulier de l'élimination du sucre urinaire. « Ce rythme est très caractéristique. Au plus faible degré, la glycosurie ne se montre qu'après le repas du soir; ensuite elle apparaît après chaque repas, étant plus accentuée après le dîner et faisant défaut pendant les périodes de jeûne ; enfin à son plus haut degré, la glycosurie devient continue, mais avec un double maximum : le premier pendant les deux ou trois heures qui suivent le déjeuner, le second plus marqué après le dîner. » Ce rythme, qui caractérise les diabètes légers, les diabètes par insuffisance hépatique

(1) GILBERT et WEIL, Diabète sucré par insuffisance chronique du foie. *Semaine médicale*, 1899, p. 385.

ou par anhépatie, peut, dans d'autres circonstances, se trouver modifié et présenter une allure toute différente. « L'examen fractionné des urines montre alors des variations assez grandes dans le taux horaire du sucre émis, et l'influence certaine de l'alimentation, mais les maxima s'observent à des heures très éloignées des repas, en général 4 à 5 heures et plus après ceux-ci. Le maximum qui suit le dîner, est en général plus élevé que celui qui suit le déjeuner, si bien que c'est dans la nuit ou vers le matin que la plus grande quantité de sucre est éliminée. »

Grâce à cette méthode du fractionnement des urines qui a été exposée dans une série de travaux (1), Gilbert et Lereboullet ont pu établir avec précision les caractères de deux grandes classes de diabète déjà admises dans le travail initial de Gilbert et Weil, caractères dont les principaux sont fournis par ce rythme de l'élimination du sucre dans les 24 heures.

Certains diabètes sont donc nettement influencés par la digestion; ce sont les diabètes par insuffisance du foie ou par anhépatie. D'autres, au contraire, ne le sont que d'une façon beaucoup moins franche, la glycosurie n'apparaissant qu'avec un grand retard, persistant ou même augmentant pendant le jeûne, ces diabètes ont été classés sous la dénomination de diabète par hyperhépatie.

Guidé par ces travaux de Gilbert, Weil et Lereboullet et pénétré de cette notion que la période digestive avait une action manifeste sur le rythme de l'élimination du sucre chez

(1) GILBERT, CASTAIGNE et LEREBOULLET, Du diabète par hyperhépatie dans les cirrhoses pigmentaires. *Société de Biologie*, mai 1900.

GILBERT, CASTAIGNE et LEREBOULLET, Cirrhose alcoolique hypertrophique avec diabète. *Société de Biologie*, 12 mai 1900.

GILBERT et LEREBOULLET, Les Opothérapies dans le diabète sucré. *Gazette hebdomadaire*, 10 octobre 1901.

GILBERT et LEREBOULLET, Du diabète par anhépatie dans les cirrhoses. *Société de Biologie*, 21 décembre 1901.

GILBERT et LEREBOULLET, Du diabète pancréatique par auto-infection. *Revue de médecine*, novembre 1906.

les insuffisants hépatiques, nous avons pensé pouvoir obtenir un renseignement de l'examen fractionné des urines du sujet sain cette fois, et nous avons voulu comparer son rythme urinaire avec celui des diabétiques par anhépatie.

Nous avions déjà un premier élément de comparaison dans les épreuves de 12 heures que nous avions faites en dernier lieu, mais elles ne nous donnaient que le résultat d'une seule digestion : la digestion de midi. Pour avoir le cycle complet des 24 heures avec les deux digestions de midi et 7 heures du soir et la période de jeûne nocturne, nous avons dû pratiquer ce même examen pendant les 12 heures de jour et les 12 heures de nuit. Nous avions donc ainsi 24 échantillons successifs recueillis d'heure en heure séparément que nous avons examinés comme précédemment. Nous avons renouvelé l'expérience sur des sujets différents et normaux et voici les résultats que nous avons obtenus : Dans les quatre premières épreuves, l'urine a été récoltée pendant les 12 heures de jour et les 12 heures de nuit sans interruption, et l'analyse quantitative nous a toujours révélé des quantités très faibles mais nettement décélables d'une substance réductrice de la liqueur de Fehling. Nous reproduisons ici les 4 graphiques (fig. 12, 13, 14, 15), et les chiffres que nous indiquons représentent non pas le taux rapporté au litre de la glycosurie pour chaque heure, mais la quantité exacte de substance réductrice éliminée (c'est-à-dire le taux rapporté au centimètre cube et multiplié par le nombre de centimètres cubes urinés à chaque échantillon horaire).

Dans le tracé n° 12 l'élimination urinaire est la suivante : négligeable au réveil, très légères traces une heure après le premier déjeuner, puis de nouveau chute à o jusqu'à la deuxième heure après déjeuner où le maximum 20 milligrammes est atteint ; puis disparition de toute substance réductrice jusqu'à la première et la deuxième heure qui suivent le dîner, et à nouveau chute à o en deux heures après le deuxième maximum : 13 milligrammes.

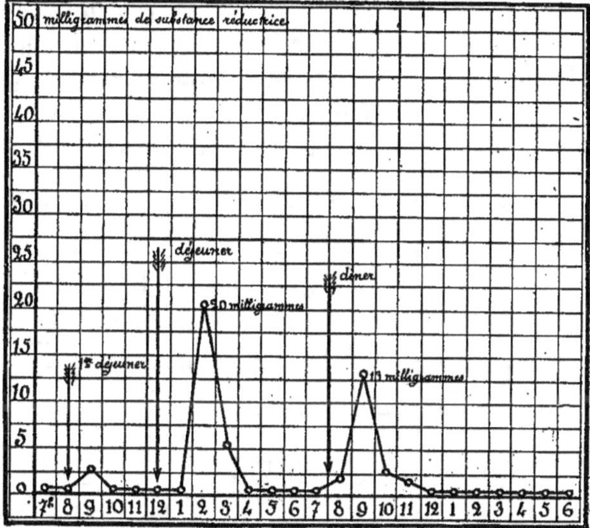

Graphique 12.

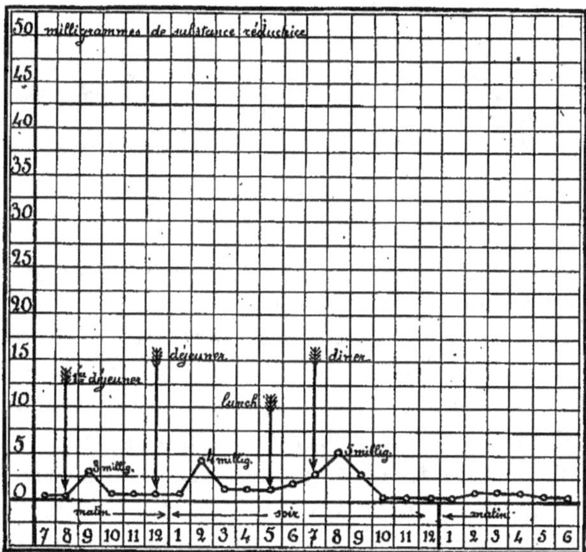

Graphique 13.

Dans le tracé n° 13, les choses sont à peu près semblables sans que le maximum ait dépassé 5 milligrammes après dîner. Cependant il faut noter que dans cette épreuve la chute à o n'a pas été rapide et complète dans les douze heures du jour, et que le point le plus bas de la courbe s'est montré entre

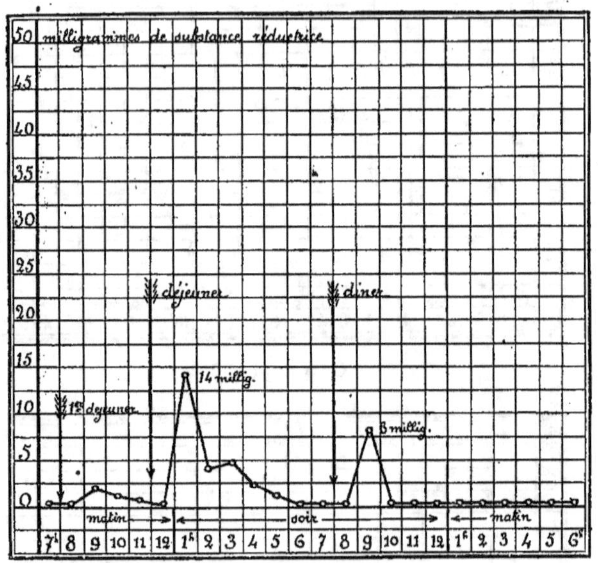

Graphique 14.

10 heures du soir et 2 heures du matin avec une légère ascension entre 2 et 6 heures du matin.

Dans le tracé n° 14, nous observons encore les mêmes élévations correspondant aux heures qui suivent les repas. Ici, le maximum à la deuxième heure après déjeuner atteint 14 milligrammes et 8 milligrammes après dîner.

Enfin dans le tracé n° 15, alors que les urines sont totalement dépourvues de pouvoir réducteur entre minuit et midi, nous les voyons faire une ascension jusqu'à 21 et 27 milligrammes après déjeuner et après dîner et garder leur pouvoir réducteur pendant trois ou quatre heures encore après le maximum.

Devant ces résultats nous nous sommes demandé s'il s'agissait bien de glycose ou si nous n'étions pas en présence d'une substance réductrice de la liqueur de Fehling, comme Gilbert

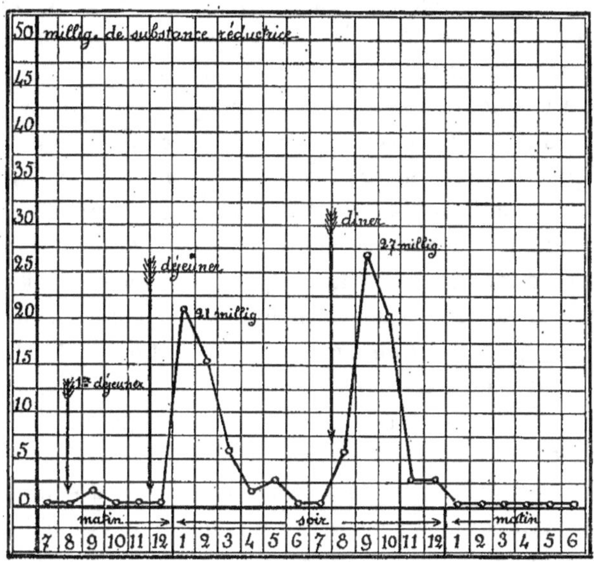

Graphique 15.

et Weil en ont signalé dans certains cas de glycosurie par insuffisance hépatique (1) substance réductrice qui aurait pu échapper à la défécation.

Le polarimètre aurait été ici d'une grande utilité, mais deux difficultés surgissaient qui devaient nous empêcher de l'employer : l'une provenant du manque de sensibilité de cet instrument qui au-dessous de 20 à 30 centigrammes de glycose, par litre ne donne que des résultats incertains ; l'autre prove-

(1) GILBERT et WEIL, Du diabète sucré par insuffisance chronique du foie, *Semaine Médicale*, 1899.

nant du faible volume de liquide dont nous disposions, car l'émission horaire de l'urine surtout après les repas ne dépasse guère 20 à 30 centimètres cubes; or il nous en aurait fallu 3 ou 4 fois plus pour garnir après défécation convenable le tube du polarimètre.

Nous avions songé aussi à utiliser la réaction de la phénylhydrazine pour obtenir des glycozazones, mais nous dûmes y renoncer. En effet, la réaction de la phénylhydrazine appliquée à l'urine, et non à des solutions pures de glycose, donne des résultats incertains. L'urine même la plus soigneusement déféquée contient encore trop de substances diverses qui donnent avec l'acétate de phénylhydrazine un précipité cristallisé, pour qu'on puisse en tirer un renseignement utile. D'ailleurs, cette réaction n'aurait pas été possible avec les petites quantités d'urine que nous recueillions à chaque heure. Nous n'avions qu'une dernière ressource, c'était de déféquer l'urine d'une autre manière.

Nous avons donc repris nos essais en agissant de la façon suivante :

Nous avons prélévé à nouveau des urines du sujet du tracé n° 12 aux heures coïncidant avec le maximum de réduction de la liqueur de Fehling. Nous en avons, malgré le faible volume de ces échantillons, opéré la concentration dans le vide et nous avons déféqué ensuite avec le nitrate acide de mercure. Cette opération donne au point de vue de la défécation des résultats rigoureux et, si nous n'avons pu l'employer pour toutes nos épreuves, c'est à cause du temps trop long qu'elle exige pour sa mise en œuvre. Les résultats obtenus ont été sensiblement les mêmes que les précédents. Il s'agissait donc vraisemblablement sinon de glycose, du moins d'une substance voisine, car on ne voit pas quelles autres substances réductrices de la liqueur de Fehling pourraient exister encore dans les urines après la défécation par le nitrate acide de mercure.

D'autre part, nous avons cherché à confirmer notre hypo-

thèse par la comparaison des résultats obtenus après des
régimes alimentaires dissemblables chez un même sujet.

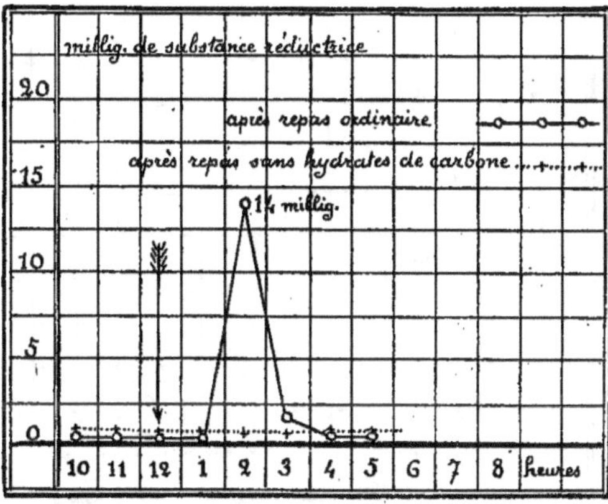

Graphique 16.

Dans une première épreuve, par exemple, nous donnions un
repas avec léger excès d'hydrate de carbone.

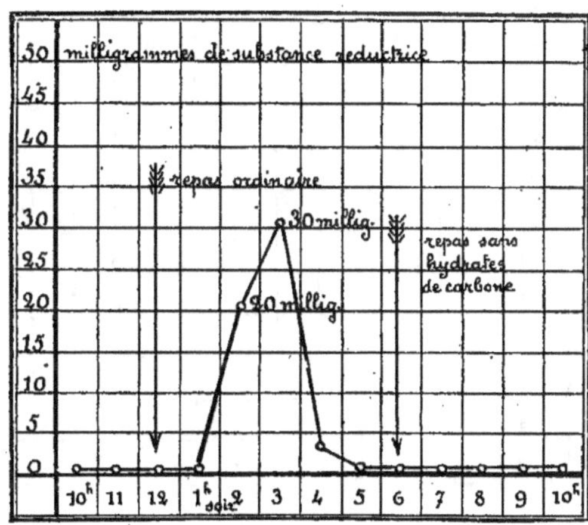

Graphique 17.

Dans une seconde épreuve faite le lendemain nous réglions

au contraire, l'alimentation de façon que l'absorption des ali-

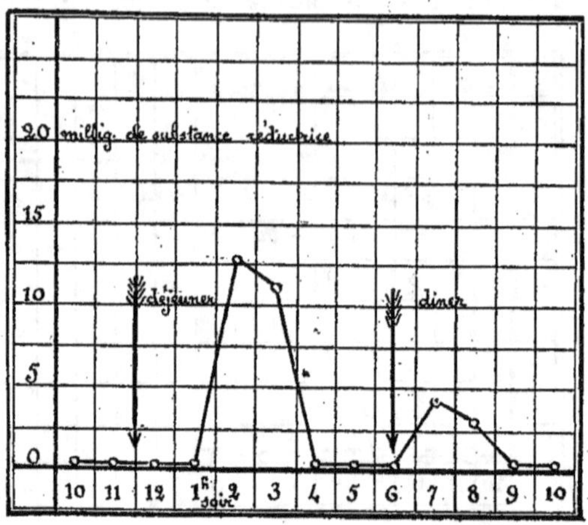

Grapgique 18.

ments hydrocarbonés soit aussi minime que possible. Là

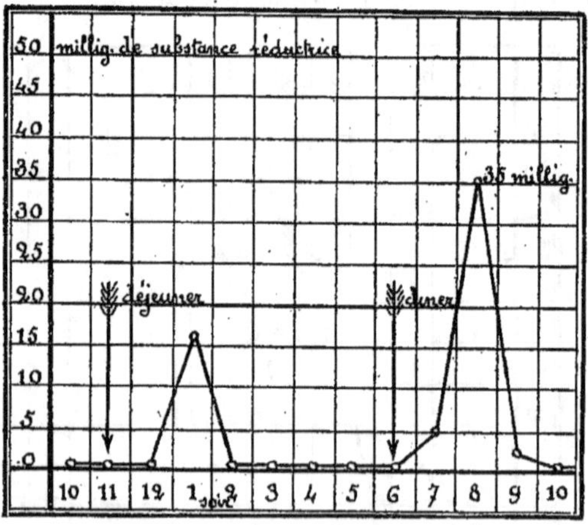

Graphique 19.

encore l'analyse semblait bien nous révéler la présence d'un
sucre dans les urines, car il existait toujours une glycosurie

légère après le premier repas, alors qu'il n'en existait jamais
après le second (tracés, 16, 17 et 20). Nous avons multiplié
ces épreuves chez plusieurs sujets et toujours les résultats se
sont montrés identiques. Nous nous rapprochions donc ainsi
de la constatation d'une glycosurie transitoire mais probable,
sans que nous ayons pu en avoir la preuve absolue, et ceci
nous faisait souvenir de cette glycosurie décrite autrefois par

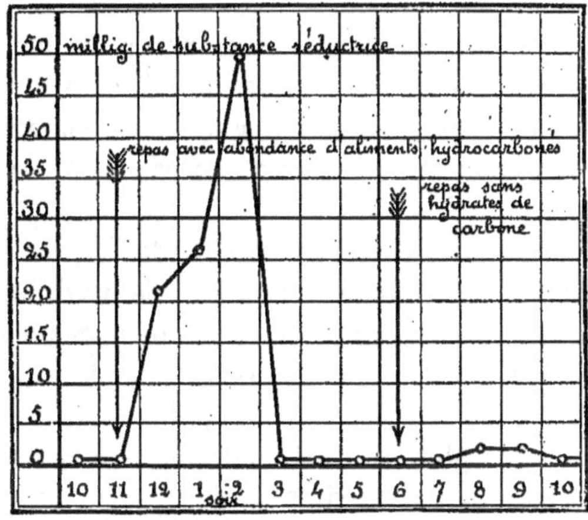

Graphique 20.

Brucke, Pavy, Worm-Muller, Quinquaud, ce dernier même
donnant comme chiffre 0 gr. 30 à 0 gr. 60 de glycose par
vingt-quatre heures, chiffres qui paraissent exagérés.

Quoi qu'il en soit, la question est loin d'être tranchée malgré
notre désir arriver à une conclusion ferme sur ce point. Nous
pensons que ce doute sera éclairci le jour où l'on arrivera à
préciser quelle est cette substance qui, semblable au sucre,
réduit la liqueur de Fehling, passe dans l'urine pendant la
digestion, et résiste à la défécation la plus soigneuse.

*
* *

Cependant nous n'avons pas voulu arrêter là notre investigation et nous avons pensé que nous pouvions nous servir de ces indications pour étudier d'une autre façon encore le rôle du bicarbonate de soude sur la fonction glyçogénique du foie.

Nous avons poursuivi cette étude non plus chez des sujets normaux, mais, d'une part chez les arthritiques glycosuriques et d'autre part chez les diabétiques vrais, en cherchant quelle modification dans l'élimination du sucre pouvait amener chez ces glycosuriques la cure de Vichy.

Deux examens des urines furent donc pratiqués pour chaque malade en traitement : l'un au début de la cure, servant de témoin, l'autre après la cure, pour constater le résultat. Mais nous avons eu soin de rechercher tout particulièrement parmi nos sujets ceux qui, au point de vue de l'urine se rapprochaient le plus de la normale, comme ces glycosuriques arthritiques qui n'urinent du sucre que de loin en loin quand ils s'écartent de leur régime, comme ces insuffisants hépatiques qui n'éliminent de glycose que par période et quand leur foie est surmené ; car les diabétiques vrais, ceux dont malgré tout traitement, tout régime, la glycosurie ne fait que diminuer sans jamais disparaître complètement, ne nous donnaient qu'une courbe de résultat trop irrégulière sans rapport précis avec la digestion et dont il nous était impossible de tirer une conclusion pratique.

Comme il était facile de le prévoir, tous les malades dont nous avons ainsi examiné les urines avant et après la cure ont montré une diminution notable de la glycosurie, mais toujours nous avons pu constater, ainsi que le faisaient déjà ressortir les examens fractionnés d'urine de Gilbert et Lereboullet, l'influence certaine de la digestion.

Le premier examen en effet pratiqué sur 12 échantillons

horaires d'urines de 10 heures du matin à 10 heures du soir, nous révélait une glycosurie faible d'une dizaine de grammes par vingt-quatre heures avec deux maxima situés vers la deuxième ou la troisième heure après les repas et chute à o intermédiaire aux digestions ou pendant la nuit; quant au deuxième examen, le plus souvent il n'accusait que des traces de glycosurie avec deux maxima situés toujours aux mêmes moments.

En somme ce second examen donnait une courbe de résultat identiquement semblable à la courbe de l'examen préliminaire; il n'en différait que par les doses constatées, qui dans le premier cas représentaient des grammes de glycose et dans le second des centigrammes, voire même des milligrammes. Si bien que ces glycosuriques guéris ressemblaient étrangement aux sujets normaux dont nous avions étudié les urines, avec cette seule différence qu'à un examen antérieur, au début de la cure, ils avaient manifestement présenté de la glycosurie alimentaire, et qu'il étaient susceptibles d'en présenter encore quand ils s'écartaient trop de leur régime ou quand ils augmentaient volontairement la dose d'hydrates de carbone alimentaire que leur foie était capable de fixer, car cet organe amélioré cependant d'une façon non douteuse dans sa fonction glycogénique restait encore insuffisant sur ce point.

Peut-on conclure de ceux-ci à ceux-là; peut-on appliquer au sujet sain la conclusion que nous venons de tirer de l'analyse des urines du glycosurique guéri et encore insuffisant hépatique au moment des repas? Ce serait dans ce cas attribuer au sujet normal une insuffisance hépatique physiologique causée par la digestion; nous n'osons aller jusque-là, car il nous manque la connaissance exacte de cette substance réductrice dont nous parlions plus haut qui ressemble au sucre mais que nous n'avons pas été assez habile pour identifier. Mais tout au moins sommes-nous tenté de conclure qu'il n'y a entre l'insuffisant hépatique qui n'est glycosurique

que par moments et rarement, entre l'arthritique glycosurique qui urine plus souvent du sucre que le précédent mais que le régime ramène à o, entre le diabétique léger qui ne dépasse pas une élimination de sucre supérieure à 10 ou 20 grammes par jour et le diabétique confirmé que des questions de doses et qu'au point de vue de l'examen des urines, la transition des uns aux autres se fait insensiblement progressivement et sans limite nettement caractéristique.

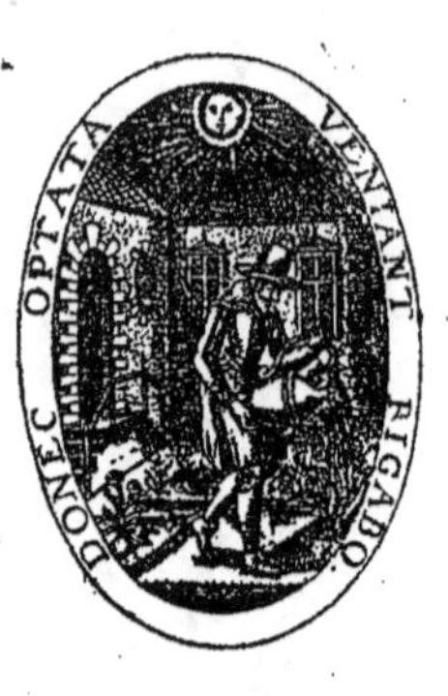

TOURS, IMPRIMERIE E. ARRAULT ET Cⁱᵉ.